AF363969

Société Médico-Pratique de Paris.

DE LA VALEUR

DE

L'ACUPUNCTURE DU CŒUR

PROPOSÉE PAR M. LE DOCTEUR PLOUVIEZ

COMME MOYEN

DE DISTINGUER LA MORT RÉELLE

DE LA MORT APPARENTE

Extrait de l'**Union Médicale** (nouvelle série) du 31 Octobre 1861.

DE LA VALEUR

DE L'ACUPUNCTURE DU CŒUR

PROPOSÉE PAR M. LE DOCTEUR PLOUVIEZ

COMME MOYEN

DE DISTINGUER LA MORT RÉELLE

DE LA MORT APPARENTE

Rapport fait à la Société médico-pratique par sa Commission,

COMPOSÉE

de MM. COMPÉRAT, J. GIMELLE, HOMOLLE, Aug. MERCIER, PERRIN, et SIMONOT, *Rapporteur*.

Messieurs.

Lorsque les faits signalés par M. Otterbourg réveillèrent parmi nous la discussion de l'hystérotomie *post mortem*, je m'efforçai de faire ressortir que l'église et la loi n'apportaient ni contraintes ni entraves à l'action médicale, et qu'en principe comme en fait, toutes les difficultés de la question étaient inhérentes à cette donnée. « La réalité de la mort de la mère peut-elle être démontrée d'une manière absolue? » Peu confiant, je l'avoue, dans l'infaillibilité de l'auscultation en pareil cas, et me rappelant qu'il y a quelques années, M. Plouviez, dans ses expériences sur l'asphyxie, avait employé l'acupuncture pour déterminer l'état du cœur des animaux en état de mort apparente, je fis appel à ses souvenirs ; vous savez avec quelle louable empressement M. Plouviez répondit à cet appel, en se mettant à la disposition d'une commission dont furent nommés membres, MM. Compérat, Gimelle, Homolle, Mercier, Perrin et Simonot, rapporteur. Je viens aujourd'hui vous rendre compte des travaux de cette commission, mais, avant, permettez-moi de bien établir le but qu'elle s'est proposé et les limites dans lesquelles elle a cru devoir se renfermer.

Pour ne pas nous perdre dans des généralités ou nous égarer dans des questions de détail, nous avons dû préciser, par des questions bien définies, la direction de nos expériences et nous nous sommes demandé :

1° L'auscultation du cœur est-elle un moyen assez sûr pour pouvoir affirmer la cessation de la vie en cas d'absence des bruits et battements ? A défaut, l'acupuncture du cœur, proposée par M. Plouviez, offre-t-elle plus de garanties, quels peuvent être ses avantages et ses inconvénients ?

2° Alors que l'auscultation ne perçoit plus l'action du cœur, si l'aiguille, par ses oscillations, vient à démontrer son existence, le rappel à la vie est-il possible ? Pendant combien de temps l'est-il ? L'est-il encore si l'aiguille reste immobile ?

Ces deux questions ainsi posées, nous avons procédé aux expériences dont je vais vous exposer un compte-rendu qui vous permettra d'apprécier à leur juste valeur les réponses que nous avons cru devoir faire à ces mêmes questions.

11 Juillet 1861.

Expérience I. — Jeune lapin, inhalations de chloroforme, dose employée : 40 gouttes (1).

2 *minutes* 8 *secondes :* Mort apparente, dilatation extrême et immobilité des pupilles ; cessation de la respiration, battements du cœur très faibles à l'auscultation.

5 *minutes :* Absence complète de battements, deux aiguilles à acupuncture successivement plongées dans le cœur restent immobiles ; toutes tentatives de rappel à la vie restent infructueuses.

Expérience II. — Jeune lapin, inhalations de chloroforme, dose employée : 60 gouttes.

30 *secondes :* Mort apparente, dilatation extrême des pupilles, absence de respiration et de battements du cœur, application de l'aiguille, immobilité parfaite, tentatives de rappel à la vie, insuccès.

Expérience III. — Jeune lapin, inhalations de chloroforme, dose employée : 20 gouttes.

45 *secondes :* Mort apparente, dilatation extrême des pupilles ; la respiration et les battements du cœur ont cessé brusquement, le rappel à la vie est impossible.

Expérience IV. — Jeune lapin, inhalations de chloroforme, dose employée : 10 gouttes.

90 *secondes :* Dilatation des pupilles, cessation des mouvements respiratoires ; les battements du cœur ne sont plus perceptibles à l'auscultation. L'aiguille introduite donne des oscillations pendant 30 secondes, mais elles s'affaiblissent de plus en plus et l'animal ne peut être rappelé à la vie.

Expérience V. — Jeune lapin, inhalations de chloroforme, dose employée : 30 gouttes, par additions successives de 10 gouttes.

---

(1) L'appareil employé dans toutes ces expériences fut un cornet largement ouvert à son sommet, à quelques centimètres duquel était placée une éponge à larges mailles, sur laquelle on versait le chloroforme.

1 *minute* : Après la troisième dose, anesthésie complète.

5 *minutes* : Plus de respiration, l'auscultation ne perçoit plus les battements du cœur ; introduction de l'aiguille, oscillations manifestes, tentatives de rappel à la vie.

13 *minutes* : Les oscillations sont encore sensibles, l'animal ne peut être rappelé à la vie.

EXPÉRIENCE VI. — Jeune lapin, inhalations de chloroforme, dose employée : 20 gouttes.

30 *secondes* : Anesthésie complète.

60 *secondes* : Dilatation des pupilles, absence de respiration, cessation des battements du cœur ; application de l'aiguille, oscillations manifestes, tentatives de rappel à la vie.

5 *minutes* : Les oscillations s'accélèrent, leur amplitude est plus grande, les mouvements respiratoires reparaissent.

6 *minutes* : L'animal se redresse et commence à marcher.

EXPÉRIENCE VII. — Lapin de forte taille, inhalations de chloroforme, dose employée : 60 gouttes.

2 *minutes* : Mort réelle ; l'animal a été comme foudroyé (1).

19 Juillet.

EXPÉRIENCE VIII. — Même lapin que dans l'expérience VI ; inhalations de chloroforme : 50 gouttes.

4 *minutes* : Dilatation excessive des pupilles, arrêt des mouvements respiratoires.

6 *minutes* : Tentatives de rappel à la vie.

5 *minutes* : Les battements du cœur cessent d'être perceptibles à l'auscultation, introduction de l'aiguille, oscillations.

9 *minutes* : Contraction des pupilles, les oscillations de l'aiguille augmentent de rapidité et d'amplitude, l'animal revient progressivement à la vie.

EXPÉRIENCE IX. — Jeune chat, inhalations de chloroforme, dose employée : 15 gouttes.

1 *minute* : Anesthésie complète, une aiguille enfoncée dans le cœur donne de larges oscillations.

6 *minutes* : La respiration cesse, l'auscultation ne perçoit plus les battements du cœur, l'aiguille oscille toujours, mais faiblement.

8 *minutes* : Tentatives de rappel à la vie, succès.

---

(1) M. Plouviez a déclaré devant la commission que les doses de chloroforme, dans cette première série d'expériences, ont été exagérées, disproportionnées avec la force relative des animaux. C'est pourquoi presque tous ont été foudroyés. Selon lui, ces expérimentations prouvent de la manière la plus évidente, le danger d'employer des doses trop fortes à la fois. Dans ces cas, toutes les fonctions peuvent être anéanties presque instantanément, même les mouvements du cœur. Mais il n'en est plus de même quand on gradue avec soin les doses des anesthésiques, tout en déterminant volontairement la mort apparente : alors le cœur est toujours l'*ultimum moriens*, et le rappel à la vie est possible quatre fois sur cinq. D'un autre côté, s'il est incontestable que, quoique infiniment rares, on voit parfois des accidents avec des doses ordinaires de chloroforme, ces accidents n'auraient jamais lieu si ces doses ordinaires étaient elles-mêmes *fractionnées*. Quoi qu'il en soit, si l'asphyxie survient brusquement, malgré toutes les précautions prises, il y a beaucoup plus de chances d'y remédier alors, parce que le cœur n'a pas cessé tous mouvements. — PLOUVIEZ.

Nouvelles inhalations immédiates de chloroforme, avec addition de 8 gouttes de chloroforme à la première dose employée.

4 minutes : L'animal retombe dans la mort apparente.

5 minutes : Introduction de l'aiguille, oscillations.

8 minutes : Rappel à la vie, succès.

Pour la troisième fois, inhalations immédiates de chloroforme, avec addition de 15 gouttes. de chloroforme aux doses déjà employées.

8 minutes : L'animal résiste ; nouvelle addition de 15 gouttes de chloroforme, convulsion violente et instantanée, arrêt brusque de la respiration ; l'auscultation ne perçoit aucun mouvement du cœur.

9 minutes : Introduction de l'aiguille, oscillations très faibles.

11 minutes : Tentatives de rappel à la vie, l'aiguille devient immobile, insuccès.

EXPÉRIENCE X. — Jeune chat, inhalations de chloroforme ; dose employée : 20 gouttes.

2 minutes : Anesthésie, introduction de l'aiguille, larges oscillations.

5 minutes : La respiration cesse, l'action du cœur n'est plus perceptible à l'oreille, l'aiguille oscille toujours, mais plus faiblement.

7 minutes : Tentatives de rappel à la vie, succès.

Immédiatement nouvelle application du chloroforme, sans addition à la première dose.

5 minutes : Action nulle, addition de 5 gouttes.

12 minutes : L'animal retombe dans l'état de mort apparente ; l'aiguille introduite ne donne que de très faibles oscillations qui cessent peu à peu, et toute tentative de rappel à la vie reste infructueuse.

1er Août.

EXPÉRIENCE XI. — Jeune chat, inhalations de chloroforme, dose employée : 20 gouttes.

2 minutes, 30 secondes : L'animal résiste, addition de 20 gouttes de chloroforme.

4 minutes : Mort apparente, on ne perçoit plus les battements du cœur, l'aiguille introduite oscille.

7 minutes : Rappel à la vie, succès.

EXPÉRIENCE XII. — Chat vigoureux, inhalations de chloroforme, dose employée : 10 gouttes.

2 minutes : Arrêt de la respiration.

3 minutes : Affaiblissement très notable des battements du cœur qui deviennent promptement imperceptibles.

5 minutes : Introduction de l'aiguille, oscillations, abandon de l'animal.

10 minutes : L'aiguille se ralentit sensiblement.

15 minutes : L'aiguille s'arrête.

1 heure : L'animal n'a donné aucune signe de vie. La mort est considérée comme réelle.

EXPÉRIENCE XIII. — Même chat que dans l'expérience XI, inhalations de chloroforme, dose employée : 20 gouttes.

5 *minutes* : L'animal résiste, addition de 30 centig.

7 *minutes* : Nouvelle addition de 10 gouttes.

9 *minutes* : Arrêt de la respiration, l'auscultation ne perçoit plus l'action du cœur, introduction de l'aiguille, oscillations.

12 *minutes* : Tentatives de rappel à la vie, succès.

9 Août.

EXPÉRIENCE XIV. — Même chat que dans les expériences XI et XIII.

Privation absolue d'air par l'application immédiate d'un sac en caoutchouc sur toute la superficie de la tête.

2 *minutes* : Anxiété extrême de l'animal, la respiration se ralentit rapidement, les battements du cœur s'affaiblissent.

6 *minutes* : Arrêt absolu de la respiration, imperceptibilité des battements du cœur à l'auscultation.

7 *minutes* : Introduction de l'aiguille, oscillations.

13 *minutes* : Tentatives de rappel à la vie, succès.

EXPÉRIENCE XV. — Chat de moyenne taille, submersion.

1 *minute* 45 *secondes* : L'animal perd connaissance.

3 *minutes* : Dilatation énorme des pupilles, ralentissement manifeste des battements du cœur.

5 *minutes* : L'animal, ramené à la surface de l'eau, est ausculté. On ne perçoit aucun battement du cœur, on le retire, et l'aiguille introduite oscille.

7 *minutes* : L'aiguille oscille toujours, tentatives de rappel à la vie.

9 *minutes* : Les oscillations durent encore.

10 *minutes* : Elles se ralentissent.

12 *minutes* : Elles s'arrêtent, l'animal ne peut être sauvé.

Telles sont, Messieurs, les expériences auxquelles votre commission a assisté, en désignant sous la dénomination générale de tentatives de rappel à la vie, les moyens employés pour ramener à l'existence les animaux sujets de ces expériences, c'est vous dire que les moyens ont toujours été les mêmes. Ils peuvent, du reste, se résumer en deux mots, succussion diaphragmatique très accélérée et rapide insufflation d'air avec un soufflet ordinaire, introduit entre les arcades dentaires, cette double manière de procéder étant, malgré les objections nombreuses que souleva ce mode d'insufflation, celle qui, pour M. Plouviez, offre le plus de chances de succès.

Revenons maintenant aux questions.

1° L'auscultation du cœur est-elle un moyen assez sûr pour pouvoir affirmer la cessation de la vie en cas d'absence des bruits et battements ? A défaut, l'acupuncture du cœur, proposée par M. Plouviez, offre-t-elle plus de garanties ? Quels peuvent être ses avantages et ses inconvénients ?

Bien avant l'auscultation, Vinslow avait déjà pensé à utiliser l'exploration du cœur pour constater la mort réelle, mais, après avoir décrit avec une minutieuse habileté la manière de procéder à cette exploration, il avoue, avec une prudente réserve, qu'il se peut que les mouvements des vaisseaux et du cœur soient insensibles à l'œil et à la main sans être pour cela complétement suspendus. La découverte de l'auscultation vint doter les investigations de Vinslow d'une ressource nouvelle et si évidemment précieuse que son application à la constatation de la mort réelle fut presque immédiate ; elle ne fut néanmoins, pendant de longues années, qu'une contre-épreuve des moyens déjà employés pour arriver à la solution de cette importante question, mais lorsque l'Institut mit au concours la question proposée par le professeur Manni, M. Bouchut, dans le mémoire qu'il présenta à ce propos sur les signes de la mort et les moyens de prévenir les enterrements prématurés, lui donna en quelque sorte une importance toute nouvelle par la confiance absolue qu'il accorda, comme signe certain de la mort à la cessation des battements du cœur à l'auscultation.

« L'absence, dit-il, pendant plus d'une ou de deux minutes des battements du cœur » à l'auscultation est un signe immédiat et certain de la mort.

» C'est en vain, ajoute-t-il, qu'on chercherait dans la science un seul fait capable » d'établir la possibilité de la persistance de la vie après la cessation des battements » du cœur *à l'oreille* ; je n'en ai point trouvé et j'oserais préjuger assez de l'avenir » pour croire à l'impossibilité d'une pareille découverte. En effet, les observations » recueillies chez l'homme et les résultats de nombreuses expériences sur les animaux » prouvent, d'une manière incontestable, que la vie existe là ou l'on perçoit les batte- » ments et les bruits du cœur, tandis qu'au contraire la mort coïncide toujours avec » leur cessation. »

L'Institut en acceptant cette assertion crut devoir pourtant porter à cinq minutes le laps de temps que M. Bouchut avait d'une manière si désespérante, fixé à une ou deux minutes au plus.

Sans aucun doute tout le monde saura gré à M. Bouchut d'avoir rajeuni cette idée galénique que le cœur est l'*ultimum moriens*, sans doute encore on lui saura gré de l'importance qu'il a su donner à l'auscultation, mais on ne peut lui savoir le même gré du désastreux absolutisme avec lequel il établit juge en dernier ressort de la vie humaine, une impression sensoriale variant incontestablement avec les individualités, et même avec la disposition du moment d'une même individualité. Dès son apparition, cette conclusion souleva de sérieuses objections de la part de M. Brachet, de Lyon ; ces objections se sont multipliées à mesure que s'accumulèrent les faits, ou l'auscultation s'est trouvée en défaut, et il y a peine quinze jours vous avez pu voir M. le docteur Guyon réclamer à l'Académie des sciences pour le tronc cœliaque les cinq minutes de privilége qu'elle avait accordées à l'auscultation du cœur. Nous ne parlons point ici, remarquez-le bien, Messieurs, de ces faits qui entachés d'un certain caractère de merveilleux, peuvent, à juste titre, éveiller les susceptibilités d'une observation sévère, mais bien de ces faits dont les auteurs, nos contemporains, sont encore là pour en affirmer l'exactitude et la véracité : tels sont les faits publiés par MM. Depaul, Boinet, Maisonneuve, Tournier, Girbal, de Montpellier.

Telle est enfin l'histoire du pendu de Boston, publiée en juillet 1858 par le *Journal de médecine et chirurgie de Boston* et le *Journal de physiologie* de M. Brown-Séquard. Le cœur avait cessé de battre depuis plus d'une heure lorsque les docteurs Ellis, Clarck et Shaw déclarèrent la mort définitive et leur conviction fut si grande que le retour des battements du cœur ne leur parut pas un motif suffisant pour arrêter les recherches de leur scalpel. (1)

Nous insistons sur ce dernier fait. Messieurs, par ce qu'il nous paraît prouver péremptoirement le danger de ces conclusions si absolues lorsque la vie est en jeu, et que, d'autre part, il fait ressortir avec non moins de clarté de quelle importance serait un moyen qui permettrait au cœur de traduire lui-même la régularité, l'énergie et la cessation de ses battements. C'est là ce que promettait l'aiguille de M. Plouviez, c'est là ce que nous lui avons demandé.

En se reportant aux expériences ci-dessus énoncées, on reconnaît tout d'abord que si l'on plonge dans le cœur d'un animal en état de mort apparente, une aiguille à acupuncture, ou l'extrémité libre de l'aiguille reste dans une immobilité parfaite, et alors tout mouvement du cœur est suspendu, ou elle éprouve un mouvement oscillatoire qui dénote que l'action du cœur n'est pas complétement anéantie, fût-elle même réduite, à défaut de mouvements d'ensemble, à cette mobilité organique, résultat de la contractilité fibrillaire.

Si on observe avec attention ces oscillations, on les voit éprouver des variations qui sont en rapport avec le degré d'existence de l'animal ; d'abord lentes, peu étendues, à intervalles inégaux et irréguliers, elles ne tardent pas, si l'animal possède encore des ressources de vitalité suffisante, ou si les moyens de rappel à la vie employés sont efficaces, à éprouver une accélération que sa rapidité et sa régularité rapprochent du mouvement vibratoire, puis elles deviennent plus évidemment régulières, plus étendues,

---

(1) Nous citerons ici seulement un extrait de ce fait, qui donne les différentes phases de l'état du cœur depuis l'instant de la pendaison jusqu'à la mort :

Cet homme fut pendu à 10 heures du matin ; 7 minutes après la suspension le cœur battait 100 fois par minute ; après 9 minutes, il n'y avait que 93 battements, 60 seulement, et très faibles, après 12 minutes. A 14 minutes les bruits avaient disparu.

A 10 heures 25 minutes on fit cesser la suspension : il n'y avait plus ni bruit ni impulsion du cœur.

A 11 heures 34 minutes, on perçut un mouvement circulatoire dans la sous-clavière ; le cœur ausculté, on entendit 80 fois par minute un battement seul, régulier et distinct, avec impulsion légère. On ouvrit le thorax, on mit le cœur à nu, l'oreillette droite se contractait et se dilatait avec énergie et régularité.

A midi, il y avait 40 pulsations par minute.

A 1 heure 45 minutes, il y en avait 5 par minute.

A 2 heures 45 minutes, cessation des mouvements spontanés.

A 3 heures 18 minutes, disparition de toute irritabilité.

pour enfin retourner, à mesure que la vie reprend ses droits, à leur rhythme normal ; il devient alors possible de les compter, il serait même possible d'avoir une idée mathématique de leur étendue en recevant leur amplitude dans l'écartement des branches d'un compas de réduction dont les branches réduites seraient en relation avec une échelle graduée.

Si, au contraire, alors que l'animal n'est encore qu'anesthésié, l'aiguille est introduite, en prolongeant l'expérience jusqu'à la mort apparente, on voit ces oscillations suivre une progression inverse et descendre successivement de leur rhythme normal à toutes les incertitudes des dernières limites de la vie.

On peut donc, par l'observation de l'aiguille, avoir, *de visu*, une idée exacte de l'état du cœur, le suivre dans la dépression comme dans l'accroissement de son activité, sans avoir à redouter de grandes chances d'erreur, car l'œil même le moins exercé saura toujours, pour peu qu'il soit un instant attentif, distinguer l'inertie de l'aiguille de son mouvement, l'irrégularité de ses oscillations de leur régularité.

Cette facilité d'observation donne déjà à l'acupuncture du cœur un avantage important sur l'auscultation qui réclame toujours pour bien apprécier l'énergie des bruits et battements du cœur une oreille expérimentée, pour laquelle même arrive un instant où il est bien difficile d'isoler les bruits et mouvements appartenant au sujet observé des bruits et mouvements que produit le courant circulatoire de l'observateur lui-même.

Il y a plus encore, il ressort des mêmes expériences qu'alors que l'auscultation abdique toute prétention, l'aiguille vient démontrer clairement que le cœur n'est pas réduit à une inertie absolue par le seul fait de son silence, et que son activité tout affaiblie qu'elle se trouve peut avoir une durée appréciable quelle que soit du reste la variabilité que lui imposent les circonstances dans lesquelles la mort apparente est survenue.

Facilité d'observation, détermination plus précise de l'état du cœur, tel est donc le progrès réalisé par l'acupuncture, mais, il ne faut pas se le dissimuler, Messieurs, quelque important que soit ce progrès, il faut encore pour qu'elle l'emporte sur l'auscultation démontrer son innocuité et arriver à cette certitude qu'elle n'achète pas ses avantages au prix de lésions compromettantes immédiates ou médiates inhérentes à son application.

Quoique l'acupuncture du cœur envisagée d'une manière générale ait rencontré d'éloquents appuis, il n'en est pas moins vrai que l'idée d'introduire passagèrement une pointe métallique dans le cœur d'un homme qui tout à l'heure peut-être ne sera qu'un cadavre est encore, quelque rapide que soit cette introduction, quelque ténue que soit cette pointe, quelque inoxydable que soit ce métal, est encore dis-je un sujet de vive appréhension pour la grande majorité des praticiens. En y réfléchissant bien cependant on arrive à se demander pourquoi cette terreur ? est-ce bien là de près ou de loin un danger réel ? n'est-ce pas là une exagération ?

En suivant la voie proposée par M. Larrey pour arriver au péricarde, en introduisant une aiguille obliquement de gauche à droite et de bas en haut, entre l'appendice xyphoïde et le cartilage de la septième côte, vous arrivez à la partie la plus déclive du cœur, à travers l'intervalle triangulaire à base antérieure, par lequel le tissu cellulaire de la poitrine communique avec celui de l'abdomen. On évite ainsi la plèvre, le péritoine, le diaphragme, l'artère mammaire interne, et l'on est sûr d'atteindre le cœur par sa portion ventriculaire, sur un point éloigné des valvules. L'aiguille peut donc être introduite avec des données positives pour arriver au but, et avec garanties de ne pas commettre de lésions importantes ; quelles peuvent être maintenant les résultats de sa pénétration ?

On pourrait alléguer ici qu'une aiguille détermine une ouverture trop minime dans un tissu aussi dense et aussi contractile que celui des ventricules pour avoir à redouter les hémorrhagies.

Qu'elle est trop déliée et trop ténue pour craindre les déchirures et qu'elle ne peut que glisser dans les interstices des fibres organiques.

Que l'empyème, la paracenthèse, la ponction de l'hydrocèle sont tous les jours à même de nous démontrer qu'elle peut traverser le péricarde sans danger.

Que la pathologie nous a appris que des corps bien plus volumineux avaient pu se loger dans le cœur et y rester compatibles avec la vie pendant plusieurs années.

Qu'enfin toute idée d'oxydation serait futile, en raison du peu de durée du séjour de l'aiguille et de la possibilité de les établir en or ou en platine, si l'acier laissait quelques doutes.

Mieux vaut encore interroger les faits.

Dans les expériences I, II, III, IV, V, VI, VII, l'autopsie fut faite aussitôt après l'introduction de l'aiguillle, et pour la plupart même de plusieurs aiguilles. Nous trouvâmes une légère tache ecchymotique sur la couche cellulo-graisseuse qui enveloppe le péricarde, mais cette couche enlevée, la trace de l'aiguille, à peine perceptible sur le péricarde lui-même, était encore plus difficile à trouver sur la paroi ventriculaire.

Le lapin sujet de l'expérience VI vécut du 11 juillet au 19 du même mois, sans avoir donné aucun signe de malaise, après avoir échappé à l'action du chloroforme.

Le jeune chat de l'expérience XI, soumis le 1er août à deux expériences successives, repris le 9 août pour être une troisième fois expérimenté, vécut encore dix jours après, et pendant tout ce laps de temps, sans présenter aucune lésion qui puisse être attribuée à l'acupuncture du cœur, quand le dix-neuvième jour, il succomba victime d'une congestion cérébrale, conséquence à peu près inévitable des expériences qu'il avait supportées. L'autopsie démontra qu'il ne restait sur le cœur et son enveloppe nul vestige du passage de l'aiguille.

Nous nous croyons donc autorisés à dire que les craintes que peut inspirer l'acupuncture du cœur sont plus chimériques que réelles.

J'arrive maintenant à la seconde question.

2º Alors que l'auscultation ne perçoit plus l'action du cœur, si l'aiguille par ses oscillations vient à démontrer son existence, le rappel à la vie est-il possible ? Pendant combien de temps l'est-il ? L'est-il encore si l'aiguille reste immobile ?

Donner une solution complète de cette question ce serait arriver à une détermination positive de l'instant en toutes circonstances de la mort réelle, et, à une démonstration non moins positive de ce fait que le cœur est bien l'*ultimum moriens*, idée très acceptable sans doute, mais encore enveloppée d'une certaine obscurité, puisqu'il est expérimentalement démontré que l'action du cœur peut-être suspendue sans que la mort en soit le résultat nécessaire ; ainsi Claude Bernard en France, auscultant un chien dont les pneumo-gastriques étaient galvanisés put facilement constater l'arrêt des bruits et battements du cœur à chaque galvanisation et leur retour dès que la galvanisation cessait. Déjà en Allemagne, Ernest et Henri Weber et Budge avaient obtenu des résultats identiques en expérimentant sur des grenouilles (1).

Si l'expérience nous a démontré que l'acupuncture du cœur était un moyen de constater la réalité de la mort, d'une observation plus facile et d'une précision plus grande que l'auscultation ; si elle nous a fourni la preuve de l'innocuité de son application ; si enfin elle ne nous a laissé aucun doute sur la possibilité du retour à la vie, alors que l'aiguille éprouve un mouvement oscillatoire, il nous paraît sage, quant aux deux derniers éléments de la question, de rester dans les limites d'une prudente réserve. Établir des conclusions prématurées sur la valeur de l'immobilité de l'aiguille, serait engager l'avenir et mériter le reproche justement adressé à l'auteur de l'auscultation appliquée à la constatation de la mort réelle ; ce serait compromettre la vulgarisation des applications de l'acupuncture dont la valeur mérite incontestablement une sérieuse attention. Ce n'est pas, du reste, sur un aussi petit nombre d'expériences qu'on peut établir un jugement définitif, qui, hâtons-nous de le dire, doit, en pareil cas, subir

---

(1) Ajoutons encore que si chez les animaux supérieurs, et l'homme en particulier, il est vrai que le cœur soit l'*ultimum moriens*, il peut ne pas en être toujours ainsi chez les animaux à sang froid (la grenouille, par exemple), en raison de l'indépendance et de la persistance de la vie partielle des divers systèmes organiques. Ainsi certains agents toxiques doués d'une action élective sur tel ou tel système ou appareil, pourront, ainsi que l'ont démontré les expériences de M. Cl. Bernard, déterminer chez la grenouille la mort par une action directe sur le système nerveux rachidien, en laissant subsister un certain temps la vie indépendante du cœur le curare, la strychnine, la nicotine, ou par contre anéantir les mouvements du cœur en laissant, en apparence, intactes pendant un temps assez long la sensibilité et la myotilité générales l'upas antiar, le corwal, la digitaline). Une expérience empruntée au dernier mémoire de M. le docteur Homolle (v. *Archives générales de médecine* de juillet 1861) fait parfaitement saisir ce dernier fait :

« 17 juillet 1860, 2 heures 16 minutes. On introduit sous la peau du dos d'une grenouille vigoureuse » et très vivace, 0,gr02 centigrammes de digitaline pure.

» A 2 heures 45 minutes, mouvements énergiques et bien coordonnés ; on fixe la grenouille sur » une planchette de liége, et l'on met le cœur à découvert. Celui-ci présente encore des contractions » rares, 36 par minute, dans l'intervalle desquelles le cœur reste longtemps rétracté et exsangue avant » de se dilater de nouveau.

» A 3 heures 20 minutes, il n'y a plus que 12 pulsations.

» A 3 heures 40 minutes, le cœur est immobile, rétracté, exsangue ; la sensibilité et la myotilité » persistent.

» A 4 heures 10 minutes, mort complète. — Homolle »

le contrôle de toutes les éventualités de ces décès incertains qui toujours nous mettent dans un cruel embarras et laissent trop souvent un doute pénible à notre esprit. A cette première raison vient s'en ajouter une seconde, qui ne dicte pas moins la prudence, si l'aiguille dénote, par ses oscillations, la possibilité du retour à la vie, la durée de cette possibilité n'est plus de son ressort et relève entièrement de l'énergie de vitalité du sujet observé, de la nature et du mode d'action de la cause qui a déterminé la mort apparente, de la valeur et de la convenance des moyens employés pour ramener l'existence, conditions bien variables qui, longtemps encore, seront elles-mêmes le sujet de nombreuses discussions.

Dans ses expériences, M. Bouchut enlève à des chiens une certaine quantité de sang artériel ou veineux suffisante pour que la respiration et la circulation s'affaiblissent peu à peu, il continue jusqu'à la disparition complète des mouvements respiratoires et des bruits du cœur, et de cette disparition, il conclut à la réalité d'une mort définitive. Cette conclusion est-elle bien rigoureuse ? Nous ne le pensons pas, et il suffit, pour la rendre tout au moins douteuse, d'en rapprocher le fait suivant, consigné dans le journal de M. Brown-Séquard : on opère, sur un chien, la section du grand sympathique abdominal : la respiration s'arrête, l'auscultation ne perçoit plus qu'un bourdonnement du cœur, 8 fois en 12 secondes, la transfusion est pratiquée, après 5 minutes, les battements du cœur sont perceptibles, on a recours à l'insufflation, successivement reparaissent le pouls, les mouvements respiratoires, les mouvements volontaires, et l'animal ne succombe, en réalité, que 11 heures 1/2 après, à une péritonite. D'après cela, on serait autorisé à croire que M. Bouchut aurait pu trouver aussi, dans la transfusion, le moyen d'éloigner l'instant où il a cru pouvoir affirmer que la mort était réelle, sur les seuls signes négatifs fournis par l'auscultation (1).

Dans les expériences auxquelles a assisté votre commission, le chloroforme ayant été presque constamment mis en usage pour déterminer la mort apparente, elle a pu

(1) Ajoutons ici quelques observations faites par M. le docteur Aug. Mercier :

« Dans le cas de ces saignées excessives, la terminaison fatale pourrait bien avoir été le simple résul-
» tat d'une syncope, c'est-à-dire que le cerveau se serait trouvé privé du sang nécessaire à l'exercice
» de ses fonctions.

» C'est ainsi que, selon moi, la mort a lieu par suite de l'introduction d'air dans les veines. Le sang
» alors ne passe qu'avec une extrême difficulté des cavités droites du cœur dans les cavités gauches :
» 1° parce que l'air, en se condensant quand l'organe se contracte et en se dilatant quand il se dilate,
» rend à peu près nulle l'action de cet organe sur le sang ; 2° parce que l'air reflue plus facilement que
» ne le ferait le sang du ventricule dans l'oreillette et de celle-ci dans les veines voisines ; 3° parce qu'il
» est démontré, en physique, qu'un liquide traverse bien moins facilement des tubes très fins (tels que
» les capillaires des poumons) du moment qu'il se trouve mélangé avec un gaz, sans doute parce que ce
» gaz n'a pas d'affinité pour les parois de ces tubes, *ne les mouille pas.*

» Basé sur ces données, j'ai pensé que, dans les syncopes, et notamment dans les cas en question, l'es-
» sentiel était, pour donner à la circulation le temps de se rétablir, de retarder le plus possible la termi-
» naison fatale de la syncope en portant vers le cerveau toute la petite quantité du sang qui arrive aux
» cavités gauches, et, pour cela, j'ai conseillé la compression des artères axillaires et de l'aorte abdo-
» minale, ou des fémorales quand l'aorte ne peut être atteinte. J'ai publié un succès des plus remarqua-
» bles. (Voir *Gazette médicale de Paris*, 1837 et 1838.) D'autres ont appliqué utilement mon procédé à
» d'autres genres de syncope. — Aug. Mercier. »

constater que certains animaux étaient instantanément frappés de mort sous l'influence de cet agent, même à des doses qui n'avaient rien d'exagéré, et qu'alors la respiration et la circulation étaient brusquement anéanties ; elle a vu encore que si un animal déjà soumis à l'action du chloroforme, revenait à lui, il supportait avec une tolérance manifeste de nouvelles inhalations ; elle a reconnu, enfin, qu'à l'autopsie de ces mêmes animaux, les cavités gauche et droite du cœur, contenaient une quantité de sang se rapprochant de l'état normal, mais que ce sang avait perdu de ses caractères de fluidité et acquis, avec une consistance presque sirupeuse une tendance à l'uniformité de couleur (1).

Il est donc supposable que si le chloroforme produit l'asphyxie, cette asphyxie n'est point la même que celle qui résulte de la privation d'air, de la submersion, par exemple, où, à côté de la plénitude des cavités droites, vous rencontrez la vacuité des cavités gauches. S'il était ici permis à votre rapporteur d'émettre une opinion toute personnelle, je dirais que, si, dans les deux cas, il y a asphyxie, dans le premier l'asphyxie est reflexe, c'est-à-dire action du chloroforme sur l'innervation, dont l'insuffisance ou l'arrêt suspend ou anéantit avec une brusquerie simultanée les actes respiratoires et circulatoires ; tandis que, dans le second, privation d'air ou submersion, il y a asphyxie directe, en ce sens que l'inertie imposée au poumon vient s'opposer à la concordance rhythmique que l'innervation établit entre la respiration et la circulation.

Il ne saurait être douteux alors que les mêmes moyens de rappel à la vie ne peuvent présenter les mêmes chances de succès dans les deux cas, bien que pour tous deux les oscillations de l'aiguille aient fait entrevoir la même possibilité et que pour les deux cas encore la durée de cette possibilité ne doit pas être identique.

Nous espérons, Messieurs, que ces quelques réflexions vous paraîtront suffisantes pour accepter les conclusions que nous avons l'honneur de vous soumettre :

1° L'acupuncture du cœur, appliquée à la détermination de la mort réelle est un progrès sur l'auscultation, en ce sens qu'elle est un moyen d'une observation plus facile, d'une précision plus grande puisqu'alors que l'auscultation fait supposer l'inertie du cœur, l'aiguille peut encore constater, par ses oscillations, l'existence de son action.

(1) A l'appui de ce dernier fait, nous citerons le résultat d'expériences personnelles que **M.** Perrin a bien voulu nous communiquer :

« Chez des cabiais soumis à une chloroformisation mortelle et ouverts par nous immédiatement après » la mort, avec la précaution indispensable de ne léser aucun vaisseau important en mettant le cœur à » nu, il nous a été permis de constater les résultats nécroscopiques suivants :

» Distension considérable des quatre cavités du cœur, *et principalement des cavités droites* ; disten-» sion semblable des deux veines caves. Si, à l'aide de la pointe déliée d'un bistouri, on fait successive-» ment une ponction à chacun des ventricules, on remarque que le sang qui s'échappe en nappe de cha-» cune des cavités ventriculaires est *liquide,* et que celui du côté gauche se rapproche très sensiblement » de la coloration veineuse du côté droit. Une fois les cavités du cœur ainsi débarrassées du sang qu'elles » contenaient, l'organe offre un volume près de *trois fois moindre.* Ces mêmes cavités, largement ouvertes » ensuite, ne renferment aucune trace de caillots.

» Tous les autres viscères, poumon, foie, rate, reins, cerveau, moelle épinière, examinés avec le plus » grand soin, nous ont paru absolument sains. — PERRIN. »

2º L'acupuncture du cœur n'offre, dans son application, aucun danger qui puisse en faire rejeter l'emploi, à en juger du moins par les expériences sur les animaux.

3º Les oscillations de l'aiguille, même après que l'auscultation a abdiqué toute prétention, dénotent la possibilité du retour à la vie, dont la certitude et la rapidité relèvent des circonstances qui ont déterminé la mort, et de la convenance des moyens employés pour la combattre.

4º La durée utile des oscillations de l'aiguille et la valeur réelle de son immobilité ne pourront être justement appréciées qu'alors qu'une application bien entendue de l'acupuncture du cœur, dans les cas de mort douteuse, aura fourni les éléments suffisants pour les juger en dernier ressort.

Ceci dit, Messieurs, il reste à votre rapporteur un dernier devoir à remplir :

Adresser les remercîments que méritent ses intéressantes expériences, à notre honorable président, M. le docteur Plouviez, à qui votre commission croit devoir laisser en toute propriété le soin de défendre touté question de priorité qui pourrait surgir ultérieurement.

Le Rapporteur, SIMONOT.

Paris. — Typographie FELIX MALTESTE et Ce, rue des Deux-Portes-Saint Sauveur, 22.

www.ingramcontent.com/pod-product-compliance
Lightning Source LLC
LaVergne TN
LVHW021625170726
843501LV00010B/4163